DISSERTATION
SUR LES
MEDICAMENS

QUI AFFECTENT CERTAINES PARTIES du Corps humain plûtôt que d'autres ; & quelle seroit la cause de cet effet.

Qui a remporté le Prix au Jugement de l'Académie Royale des Belles Lettres, Sciences & Arts de Bordeaux.

PAR Monsieur BOISSIER D. S. Académicien des Sociétés Royales d'Upsal, Stockholm & Londres.

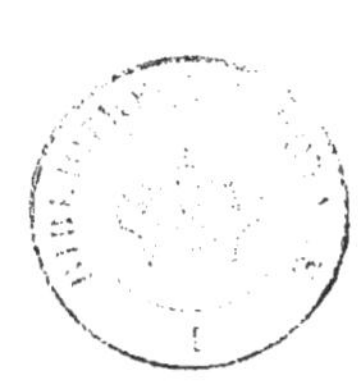

A BORDEAUX,
Chez PIERRE BRUN, Imprimeur-Aggrégé de l'Académie Royale, rue Saint Jâmes.

M. D. C. C. L I.

AVEC PRIVILEGE DU ROY.

PLAN DE LA DISSERTATION.

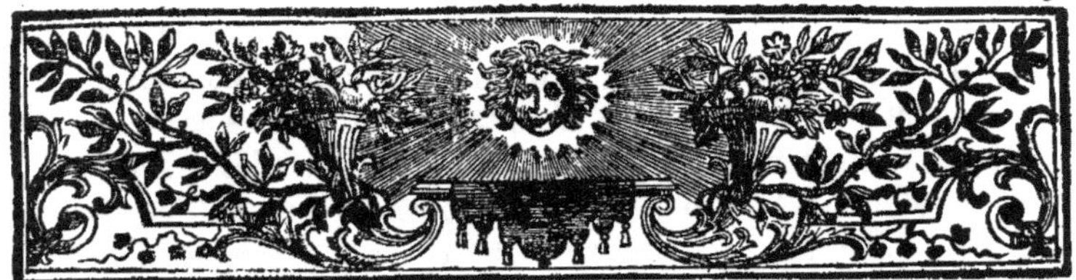

DISSERTATION
DANS LAQUELLE

ON RECHERCHE *S'il y a des Médicamens qui affectent certaines parties du Corps humain plûtôt que d'autres, & quelle seroit la cause de cet effet.*

---

1. ON apelle *Reméde*, tout ce qui sert à rétablir la santé, ou à changer en mieux l'état de nos parties. Les uns agissent par leur *totalité*, ou rélativement à la figure, grandeur, situation, connexion de leurs parties sensibles; tels sont ceux que la Gymnastique, & sur tout la Chirurgie nous fournissent, les Bistouris, les Troiquarts, Trépans, Tourniquets, & autres *Instrumens*. Les autres agissent par leurs parties insensibles & élémentaires, appellées *Molécules*, dont aucun sens ne peut distinguer séparément la figure, la situation, la grandeur; tels sont les *Médicamens* proprement dits, ou les secours que la Diete, & sur tout la Pharmacie, tant Galenique que Chimique, nous fournissent.

2. On explique l'action des Remédes par deux sortes de Prin-

cipes, Sçavoir, les méchaniques & les physiques. On appelle *Principes méchaniques* (a) la figure, la grandeur ou masse, le mouvement & la situation des Corps, entant qu'on s'en sert pour expliquer immédiatement les proprietés de toutes les machines.

3. On donne le nom de *Principes physiques* à un ou deux Phénomênes généraux, dont on ne recherche point actuellement les causes méchaniques, mais dont on se sert pour rendre immédiatement raison de beaucoup d'autres Phénomênes; ainsi la *gravité* & l'*adhésion* sont pris pour des Principes physiques, ou *Principes d'expérience*, comme parle Mariotte, dont on se sert sans erreur, pour expliquer bien des effets, quoiqu'on puisse ignorer la raison méchanique de ces Principes.

4. Il y a une grande différence à faire entre les Corps dont on peut expliquer immédiatement les *proprietés* (b) par les principes méchaniques; c'est-à-dire, entre ceux qui agissent par leur totalité, & ceux dont les *vertus* ne peuvent s'expliquer immédiatement que par les principes physiques. Les premiers, tels que les Instrumens de Chirurgie, n'agissent point par eux-mêmes; il faut que ce soient des forces étrangéres ou empruntées qui les mettent en mouvement; & alors leur action est rélative à leur figure, masse, vitesse& situation déterminée; les vertus de leurs parties insensibles n'entrent pour rien dans cette action: Ainsi de quelque matiére dure que soit fait un poinçon, & quelque vertu médicamenteuse qu'ayent l'Ivoire, le bois & le métal dont il est formé, il peut également servir à percer, trouer, s'il est poussé avec une force suffisante; de même une ligature de soye, de lin, d'amianthe, à raison de sa figure & de sa connexion, peut également servir à presser un bras, autour

(a) Vvolf Cosmolog. §. 237. *Principiornm mechanicorum & physicorum differentia.* Leibnitz *Epistola ad Michelottum.*

(b) Vvolf. *ibidem. Qualitates dicuntur mechanices quæ per mechanica, physica quæ per physica principia immediatè explicantur.*

duquel on la serre. On donne le nom de *méchaniques* à ces *proprietés*.

5. Mais la *proprieté physique* ou la *vertu* des molécules insensibles d'un Corps, ne dépend point des principes méchaniques du Corps total : Quelle figure anguleuse ou sphérique que l'on donne à une dose d'Opium, ce n'est point d'elle que dépend sa vertu narcotique ; sa masse, plus ou moins grande, pourra produire un plus grand ou un moindre effet, mais non un effet essentiellement différent ; la situation que ce bol aura dans l'estomach, la vîtesse avec laquelle il y sera conduit, n'y mettront pas plus de différence.

6. Il est bon d'observer, que presque tous les Médicamens (c) ont des *proprietés mixtes*, ou méchaniques & physiques : Ainsi une emplâtre appliquée à la poitrine, soûtient & fortifie méchaniquement des côtes fracturées ; mais si la matiere dont elle est faite, est dissoluble, ou peut agir par ses molécules, comme si elle est astringente ou corrosive, elle agira en même tems par des vertus physiques.

7. Après avoir marqué les limites qui distinguent les Instrumens d'avec les Médicamens, & fait sentir leur différente façon d'agir, l'une claire & distincte, l'autre obscure & confuse pour nos sens, il sera aisé d'appliquer la même théorie aux alimens & aux poisons ; car leur maniere générale d'agir est la même : La différence, s'il y en a, n'est que du plus ou du moins, ou elle leur est étrangere. Un Corps n'est médicament, qu'autant qu'il est appliqué à propos, ou qu'il y a opposition entre l'état de nos parties & celui où elles doivent être en santé, ou qu'elles doivent acquérir par l'application du Reméde. La vertu médicamenteuse

(c) Par *Vertu* d'un Médicament, j'entends la faculté d'agir qu'il tient de ses principes physiques ; telle est la vertu émolliente, adstringente, échauffante. Par *Proprieté*, j'entends l'aptitude qu'a un Corps à servir à certains usages ; aptitude provenante de la disposition de ses parties, & non d'une force qui lui soit intrinséque.

d'un Corps est donc toûjours conditionnelle ; elle dépend de l'état des parties fluides ou solides de l'homme qui en use, & peut devenir nuisible ou venimeuse, si l'état de l'homme est sain : Ainsi le Laudanum, qui est un Médicament pour ceux dont les fibres du cerveau sont trop tendues, parce qu'il les relâche, sera un poison pour ceux qui les ont trop relâchées, parce qu'il en augmente le relâchement : Il n'y a que le Peuple qui puisse se figurer, que les vertus des Médicamens soient absolument salutaires. Il n'est aucun poison, qui, par l'usage qu'on peut en faire, ne puisse devenir Médicament, ni aucun Médicament qui ne puisse nuire, étant donné mal à propos.

8. La différence entre les Médicamens *(d)* & les alimens, n'est non plus essentielle quant à leur façon d'agir ; les uns & les autres font des changemens utiles dans notre machine, quand ils sont donnés à propos ; ils ne le font qu'étant dissous ou divisés en leurs molécules insensibles : mais les changemens que produisent les Médicamens, sont plus sensibles pour l'ordinaire, que ceux que les alimens causent : d'ailleurs les alimens ayant plus d'affinité avec nos parties, les irritent moins, & y font plus de séjour ; au lieu que les Médicamens, par leurs impressions souvent désagréables, les fatiguent, sont plûtôt mis dehors, & ne se changent guére en notre substance.

9. On dit qu'un Médicament *affecte une partie*, quand étant pris intérieurement, ou appliqué extérieurement, il excite un changement marqué sur cette partie, ou sur les humeurs qui s'y séparent, quoique ce ne soit pas sur elle qu'il ait été immédia-

(d) Il suit de ce que nous avons dit, qu'un Médicament est un Corps, qui, agissant par ses parties insensibles, peut, s'il est donné à propos, changer sensiblement en mieux l'état de nos parties. On les divise en internes & en externes ; les uns & les autres en altérans & évacuans ; les altérans en corroborans, relâchans, irritans, calmans, apéritifs, adstringens, incrassans, attenuans, &c. Les évacuans en purgatifs, émétiques, sudorifiques, diurétiques, emmenageges, salivans, &c.

tement appliqué ; ainſi, s'il arrive que des Cantharides priſes par la bouche, excitent des ardeurs d'urine, des piſſemens de ſang, des érections convulſives, on dit que ce Médicament affecte les voyes urinaires, veu qu'il ne produit point ces effets dans les autres parties : De même ſi l'huile de Tabac dans une méche paſſée à travers la cuiſſe d'un chien, excite des vomiſſemens, on dit que cette huile affecte l'eſtomach. Si l'Opium pris par la bouche, ou appliqué ſur la peau, eſt ſuivi d'aſſoupiſſement, on dit que l'Opium affecte le cerveau.

10. Les Médicamens agiſſent, non ſur une machine pure, mais ſur une machine animée, c'eſt-à-dire, dans laquelle réſide un moteur (*e*) doué de ſentiment & d'une inclination qui la porte au bien ſenſible, ou l'éloigne du mal que le même ſentiment lui fait appercevoir. Ce moteur diſtingue l'Homme du Cadavre ; & ainſi c'eſt à lui principalement qu'il faut raporter les effets qui ſuivent l'uſage des Médicamens appliqués aux Corps vivans, leſquels ne ſe trouvent pas dans les Cadavres, ni même dans les parties qui manquent de ſentiment. Nous appellerons ce moteur *la Nature* dans le ſens le plus reçû parmi les Médecins anciens & modernes, qui conviennent tous que c'eſt un principe de mouvement. Les uns le comparent à un feu qu'ils appellent vital ; les autres l'appellent un reſſort animé, pour le diſtinguer des reſſorts ordinaires, qui ne donnent qu'autant de mouvement qu'ils en ont reçû ; d'autres, comme Cheyne, Stahl, Riviere, Dulaurents, croyent que c'eſt une faculté de l'ame différente de la liberté & de la volonté. Il en eſt qui penſent que le Souverain Etre exécute

(e) *Natura eſt principium motûs & quietis in corpore.* Ariſtot. *Natura inerudita licet, quæ opus ſunt, efficit.* Hypocr. *Natura eſt ea facultas qua regit animal, & quæ motus in corpore neceſſarios exequitur, ſive ex voluntatis juſſu, ſive minimè.* Galen. *Unus ille, de viribus Medicamentorum aptè dixerit, qui mutatam ab illis naturam, & mutantem alia, obſervavit cautè. Ope horum adjuta Natura morbos ſanat immedicabiles.* Boerhaave *Orat. 8. part.* 112.

lui-même ces mouvemens sans le concours d'aucun autre moteur. Ce n'est point ici le lieu d'examiner quel est le sentiment le plus vrai-semblable.

11. C'est à la Nature (*f*) qu'il faut attribuer les changemens les plus remarquables, qui arrivent en nous durant l'opération des Médicamens. Elle agit par des motifs, qui souvent ne sont point connus. En certaines personnes l'horreur naturelle qu'elles ont des Médicamens, fait qu'au seul aspect, au seul souvenir d'une Médecine, l'estomach se soûléve de la même façon que si l'Emétique agissoit sur lui. D'autres prennent un plaisir si vif à certains Médicamens, comme au Laudanum, que s'il vient à leur manquer, elles ne peuvent être tranquilles, dormir, ni même vaquer à leurs occupations ordinaires.

12. Le moyen de distinguer les effets propres aux Médicamens, d'avec ceux qu'il faut attribuer à la Nature, c'est de les observer dans le Cadavre. (*g*) C'est fort gratuitement qu'on dit, que le Cadavre récent n'a point de ressort, que les liqueurs y sont épaisses. Il est des Cadavres, dans lesquels les solides ont plus de ressort qu'il n'y en a dans certains Malades; d'autres, dont le sang conserve sa fluidité: & ainsi le défaut de ressort & de fluidité n'est pas ce qui empêche les Médicamens de faire dans les Cadavres les effets considérables qu'ils font dans les sujets les plus mous & *les plus cacochimes.*

(f) *Non minima est prudentia distinguere effectus Remediorum ab effectibus solius Naturæ; Etenim in morbo non tantùm Medicamenta agunt, sed & Natura ipsa agit.* Frid.-Hofman.

(g) Pour découvrir quelle est la cause des effets qu'on attribue à un Médicament, il faut éviter les expériences compliquées, telles que sont toutes celles qui se font sur les vivans: Car il est à craindre qu'on n'attribue à la force du Médicament, ce qui dépend de la force du Principe vital.

Les Corps peuvent agir par deux sortes de forces; l'une qui leur est inhérente, comme la gravité, l'élasticité, l'adhésion; l'autre qui leur est étrangére, comme celle d'un coin poussé, pressé par un coup de marteau.

13. L'impul-

13. L'impulſion ſenſible & méchanique des Médicamens qu'on applique au dedans ou au dehors du Corps, n'eſt pas le principe de leur action. On pouſſe, il eſt vrai, ou l'on preſſe les Inſtrumens contre les parties pour les faire agir, & les Médicamens pour les faire entrer & pénétrer dans l'intérieur du Corps, ou dans les cavités qui y conduiſent : Sans cette impulſion ou preſſion méchanique les Inſtrumens chirurgicaux n'agiroient pas ; car ils n'ont aucun principe d'action, les Corps ſenſibles n'ont qu'une force d'inertie, par laquelle ils réſiſtent à tout changement d'état ; mais les Médicamens ont dans leurs molécules un principe d'action indépendant de cette impulſion extérieure : Ils agiſſent plus de la façon qui leur eſt propre, quand leur maſſe ſenſible eſt en repos, que quand elle eſt en mouvement. Qu'on verſe d'en haut des eaux thermales ſur un bras paralytique, ou qu'on plonge doucement ce bras dans cette eau ſans mouvement ſenſible, elle ne laiſſera pas de s'immiſcer dans les vaiſſeaux capillaires, d'y diſſoudre les humeurs épaiſſes, d'y délayer celles qui ſont acres ; & la chûte de cette eau thermale n'agiſſant que par ſon choc, ne produit pas d'autre effet que celui que tout autre fluide feroit, quelque vertu médicinale qu'il eût ; car elle n'agit qu'à raiſon de ſes principes méchaniques ; les frictions, les impulſions faites avec des baguettes, ou des courroyes, à la façon des Italiens, (*h*) produiroient le même effet.

14. Qu'on pouſſe avec force une décoction adſtringente dans les boyaux, elle n'en reſſerrera pas plus que ſi elle s'y trouvoit portée ſans force, ſans mouvement ſenſible ; car la force méchanique ne peut que dilater le canal, au lieu que la vertu phyſique ou médicinale doit le reſſerrer, & l'effet ſenſible ſuit celle de ces deux cauſes, dont la force eſt la plus grande.

15. On peut dire de la gravité ce que j'ai dit de l'impulſion. La

(h) *Viſone Dell'uſo delle Baniture Venezio* in 12.

gravité est véritablement un principe d'action, & elle est inhérente dans tous les Médicamens. Cette force les presse toûjours vers l'endroit le plus bas, & elle est proportionnée à leur masse. On ne peut douter que la gravité ne détermine les Médicamens à agir en certains endroits plûtôt qu'en d'autres ; mais ce n'est guére que dans les grandes cavités, comme l'estomach, les boyaux, la vessie, ou bien à la surface du Corps : Ainsi les collyres qui se chargent de la partie saline des larmes dans l'ophtalmie, sont entraînés avec elle par la gravité vers le petit angle de l'œil, au moins durant la nuit, quand le Malade est couché à la renverse ; ils y causent en certain tems une douleur & une rougeur singuliéres, au lieu que dans l'état de santé où les larmes sont très-peu abondantes, & ne sont pas entraînées si aisément par leur gravité, n'étant pas chargées des poudres métalliques, comme de la tuthie, &c. elles n'obéissent qu'à l'espèce de suction (*i*) des points lachrimaux, qui les détermine vers le grand angle.

16. La gravité fait descendre les Médicamens vers la grande courbure de l'estomach, elle fait sortir les excrémens liquides qui se trouvent dans les gros boyaux des Cadavres, quand le sphincter vient à être relâché, comme tous les muscles se relâchent & cessent *de se contracter à la mort*; mais cette gravité ne peut en rien accélérer le passage des Médicamens purgatifs à travers le reste du canal intestinal, parce qu'il y a autant des contours ascendans, qu'il y en a des descendans ; & autant la gravité est favo-

(i) Si on met un peu d'encre ou d'autre liqueur colorée à l'angle externe ou à l'interne de l'œil, cette liqueur glissant entre la paupiere & le globe, se répand rapidement jusqu'au côté opposé, & cela dans le Cadavre comme dans l'Homme vivant. Une goute d'eau de vie mise sur les yeux situés de façon à éloigner par la gravité ce fluide des points lacrymaux, & les paupieres restans immobiles, se fait bientôt sentir dans le nez. L'eau de la Reine d'Hongrie mise dans le creux de la main, monte bien vîte dans les plis ou rides que forme la peau. Une goute d'encre s'insinue de même dans l'urethre, dans les trompes de Fallope, &c. comme dans un tuyau capillaire.

rable à la descente des matiéres dans ces derniers, autant elle s'opose à leur montée dans les autres : & ainsi elle n'y produit aucun effet.

17. Dans les vaisseaux sanguins & lymphatiques, la force trusive du cœur est excessivement plus grande que ne l'est celle de la gravité de chaque colonne, sur tout, parce que la viscosité ordinaire à nos fluides fait qu'ils adhérent aux vaisseaux, & qu'ils en sont soûtenus : Aussi ne voyons-nous pas qu'en cet état du sang, la situation du Corps influe sensiblement sur l'effet des Médicamens, quoiqu'elle doive changer notablement les effets de la gravitation des liqueurs : Ce n'est que dans l'état de cachexie où la lymphe ayant perdu sa viscosité, & le cœur une grande partie de sa force, celle de la gravité qui reste toûjours la même, a un plus grand rapport à celle du cœur ; & alors elle dirige en grande partie les liqueurs les plus coulantes, & les détermine à s'accumuler dans les endroits du Corps qui se trouvent les plus bas; tels sont les pieds quand on a resté long-tems debout, & les mains ou le visage quand on a resté couché : or comme la lymphe qui fait ces enflures, est plus chargée de saumure que le sang, cette saumure excite aussi bien souvent dans les personnes cachectiques des dartres & des ulcères au bas des jambes vers où sa gravité les détermine.

18. On voit par ce que nous venons d'exposer, que l'impulsion & la gravité donnent occasion aux Médicamens d'agir en certaines parties plûtôt qu'en d'autres, parce qu'elles les y portent ; mais que ce ne sont pas les principes d'où dépendent l'action propre & la vertu des Médicamens.

19. La force des Médicamens dépend de ce principe d'expérience qu'on appelle *adhésion* ou *attraction mutuelle*, non des Corps éloignés, comme le croyoient les Anciens, mais des molécules qui sont dans le contact ; c'est une tendance réciproque

de toutes les molécules les unes vers les autres, qui, selon les preuves qu'en ont donné Mrs. Sgravezande & Hamberger, est une véritable action accompagnée d'une réaction mutuelle.

20. Les régles de l'adhésion (*k*) sont qu'elle est proportionnée au nombre & à l'étendue des points d'attouchement, qu'elle augmente à proportion que la proximité peut devenir plus grande, & par conséquent qu'elle est en raison composée de la grandeur des facettes (*l*) par lesquelles les molécules se touchent, & du nombre des points solides qui s'y trouvent, ou ce qui revient au même, de leur gravité spécifique. C'est de ce principe, que Mrs. Keill, Morgan, Hamberger se sont servis, pour expliquer, d'après Nevvton, l'action des Médicamens, dont nous déduirons aussi pourquoi ils agissent plûtôt sur certaines parties que sur d'autres, quand ils agissent par leur propre vertu, ou par la force qui leur est inhérente.

21. Mais avant que d'en venir là, faisons voir en détail comment la Nature se sert, & de ces Médicamens considérés comme des masses, & des parties de notre Corps considérées comme des machines pour produire certains effets déterminés

22. On ne peut pas douter que certaines parties du Corps humain n'ayent plus de sensibilité que d'autres ; ainsi l'intérieur du

(k) La force d'adhésion est proportionnée aux surfaces ; elle l'emporte excessivement sur la résistance de la gravité, quand les molécules sont très-petites : car les surfaces des petits Corps sont d'autant plus grandes respectivement à leurs gravités, que leurs diamètres sont plus petits : Aussi a-t'on démontré d'après des expériences, que dans les fluides la force d'adhésion étoit plusieurs milliers de fois supérieure à celle de leur gravité.

(l) S'il étoit possible de connoître la grandeur respective des facettes qu'ont les molécules des Corps, comme il l'est de mesurer les gravités spécifiques, on pourroit déterminer à l'avance la force de cohésion de deux Corps ; mais l'ignorance où nous sommes sur ce sujet, fait que nous ne pouvons découvrir que par l'expérience, si deux fluides s'unissent ou se repoussent ; & il n'y a des régles que pour l'adhésion des fluides avec des solides, dont la gravité spécifique ou densité des parties est connue.

coude, un peu au-dessus du condyle interne de l'humerus, est couvert d'une peau qu'on peut pincer sans presque aucun sentiment ; les parties intérieures en ont moins à beaucoup près que la peau, & parmi les intérieures celles qui sont exposées au passage des alimens, & qui constituent les premieres voyes, comme l'estomach & les boyaux, en ont plus que les autres, selon les dernieres expériences de Mr. de Haller. Il a été de la prudence du Souverain Etre, de mettre des filets nerveux plus sensibles & plus nombreux aux parties les plus exposées, & qui sont les premieres à recevoir les atteintes des Corps étrangers, afin que nous fussions avertis du danger, & que la Nature pût y obvier d'abord.

23. C'est par cette raison que les boyaux venant à être irritez dans toute leur longueur par les déjections fréquentes que causent les Eaux minerales ou des diarhées, on sent une cuison vive à l'endroit où les boyaux se terminent à la peau, & où la sensibilité, par cette raison, devient plus forte.

24. On peut expliquer aussi par-là, pourquoi les diurétiques chauds, long-tems réiterés, excitent à l'orifice de l'urethre une cuison, qui n'y est plus vive que dans le reste du canal, que par la plus grande sensibilité de cette partie.

25. Mais les différentes personnes ont différens degrés de sensibilité. Celles qui sont d'une constitution plus foible & plus délicate, qui, par une éducation trop efféminée, aiment passionément la vie, qui ont les passions plus vives, sont aussi plus sensibles, & au plaisir, & à la peine : Or en conséquence de cette sensibilité, les Médicamens excitent en elles de plus grands effets que dans les Paysans robustes, dont l'esprit est grossier & pesant. Cette sensibilité excessive fait que des Médicamens excitent des effets, non seulement plus sensibles, mais même différens de ceux qu'ils auroient excités. Ainsi nous voyons que ces person-

nes délicates souffrent des coliques, ont des vomissemens, des mouvemens de fiévre, après avoir pris la même dose des purgatifs qui n'excitent rien de pareil aux autres; & par conséquent, à raison de cette sensibilité, les Médicamens paroissent porter en elles sur d'autres parties, qu'ils ne portent dans des sujets moins sensibles.

26. Je sçai qu'on est dans l'usage d'expliquer, comme on dit, méchaniquement tous ces effets, & qu'ainsi on suppose que les fibres nerveuses des personnes sensibles étant plus déliées & plus tendues, sont portées par les mêmes Médicamens à des vibrations plus fréquentes, ou sont montées sur un ton plus aigu; mais cela n'explique pas pourquoi l'effet en sera plus grand, ou pourquoi un estomach plus sensible vomit à l'occasion de ces Médicamens: Une corde plus tendue & plus fine du double qu'une autre, pressée par le même Corps, fait un ton plus aigu, j'y consens: Mais conçoit-elle une plus grande quantité de mouvement? C'est ce qui est contraire aux Méchaniques: Et d'ailleurs est-ce par leurs vibrations, que les fibres musculeuses se contractent? N'est-ce pas parce qu'elles se rident ou se froncent? Or ce n'est pas la tension qui fait le froncement, elle s'y oppose plûtôt. Il faut donc avoir recours à la Nature, (*m*) qui, à l'occasion de cette tension plus grande, fait des efforts proportionnés, pour mettre dehors par le vomissement ces matieres irritantes.

27. Nous rendrons cette vérité plus sensible par l'exemple des Médicamens sternutatoires. Un grain pesant de tabac d'Espagne ou de poudre d'hellebore prise par le nez, s'applique à la membrane pituitaire; dans peu de tems la mucosité, qui s'y trouve, dis-

(m) *Effectus Naturæ sæpiùs ab ignaris Medicis habentur pro operationibus Medicamentorum, & pro actionibus suis venditantur.* Frid. Hofman. *In sanandis tandem morbis principatum obtinet Natura . . . vix alteri quid natum in vivente vel aliundè susceptum ut arsenicum; ob quæ molimina vomitûs, ut noxium expellat, quæ excitationes humorum, ut diluat, abluat, detergeat, leniat, &c.* Boerhaave *Oratione* 8.

ſout les parties acres & ſalines de cette poudre , & on ſent un picottement, qui, d'eſpace en eſpace, eſt ſuivi d'un effort violent , apellé éternuement : Dans cet effort, toute la poitrine ſe reſſerre avec une grande vîteſſe, tout le tronc & la tête ſont agitez puiſſamment & avec un ſon des plus bruyans ; l'air ſort par le nez avec une grande rapidité, & entraîne ce qu'il trouve ſur ſon paſſage.

28. Voilà un effet fort conſidérable qui ſe fait ſur la poitrine principalement. Quelle en eſt la cauſe ? (*n*) Je dis que la force de la poudre n'en eſt que l'occaſion , & qu'il s'en faut de beaucoup qu'elle puiſſe produire méchaniquement cet effet ſans le concours d'un moteur beaucoup plus puiſſant. Pour le prouver, je mets en avant que c'eſt une erreur, qui ne peut tomber que dans l'eſprit de ceux qui ignorent les Méchaniques, de penſer que les machines multiplient les forces ; & ainſi on a beau imaginer dans nos organes des diſpoſitions méchaniques admirables pour produire ces effets par des moteurs auſſi petits, on n'en viendra jamais à bout ; toutes les machines ſe réduiſent au levier, & faiſant abſtraction de la réſiſtance qui provient de l'inertie ou du frottement, l'effet qui réſulte de l'effort d'une puiſſance appliquée à un levier , eſt préciſement égal à cet effort, c'eſt-à-dire, que les maſſes ſont de part & d'autre réciproques à leurs vîteſſes , & par conſéquent les quantités de mouvement, ou les forces y ſont les mêmes.

Il faut donc pour expliquer méchaniquement l'effet en queſtion, ſuppoſer que la quantité de mouvement de tout le Corps

(n) On doit diſtinguer les Phénomênes dont les Médicamens ſont la *cauſe*, d'avec ceux qu'ils ne ſont qu'exciter, ou qu'ils donnent occaſion à d'autres puiſſances de produire. La cauſe d'un effet eſt toûjours une force ou l'action d'une puiſſance mouvante ; & ainſi ceux qui regardent les Médicamens, comme nous regardons les Inſtrumens, ne peuvent les regarder comme cauſe des Phénomênes qu'ils excitent; car un Inſtrument n'agit point par ſa propre force.

dans l'éternuement, n'est pas plus grande que celle d'un grain d'hellebore appliqué au nez ; ce qui est évidemment contraire à l'observation & aux notions les plus communes.

29. On ne manquera pas de dire que nos organes sont des machines faites par la main d'un grand Ouvrier qui en sçait plus que nous ; & cela est bien certain : Mais en raisonnant suivant les lumieres qu'il lui a plû de nous accorder, nous ne pouvons attribuer un effet à une cause qui est excessivement plus petite que l'effet;sans quoi une partie de cet effet ne dépendroit d'aucune cause, ou dépendroit du néant ; ce qui est absurde : D'ailleurs en supposant que Dieu ait fait de nos organes des machines hydrauliques parfaites, l'erreur en sera plus évidente : Car il est démontré que quand un moteur, par exemple, un courant d'eau meut un Corps, & produit un effet par le moyen d'une machine hydraulique parfaite, sans y comprendre le déchet qui provient du frottement & de l'inertie, l'effet utile qu'on regarde, n'est à l'effort du moteur que comme 4. à 27. (*o*) & on ne sera pas surpris après cela d'entendre que dans la merveilleuse Machine de Marly, l'effet utile n'est que la 56e. † partie de l'effort de l'eau employée à la mouvoir ; c'est-à-dire que cette Machine, bien loin de multiplier la force du moteur, l'absorbe ou la détruit toute à une 56e. partie près.

(o) Parent Mémoire de l'Académie Royale 1704. p. 333. Mr. Pittot Mém. de l'Acad. 1725. Mr. Belidor Architect. Hydrauliq. T. 1. Mr. Dan. Bernoulli Hydrody. p. 195. † Bernoulli *ibidem.* p. 181. *Omnes machinæ, eâdem potentiâ absolutâ, eumdem effectum præstant, si modò à frictionibus motibusque ad destinatum finem inutilibus animus abstrahatur.* D. Bernoulli *ibid.* p. 166. *Non desunt qui putent machinam excogitare posse, cujus ope, minimo labore, aquæ quantitas ad quamlibet altitudinem elevari possit, animumque excruciant in inquirendis rotis, vectibus, sed operam perdunt : Neque audiendi sunt hujusmodi promissores Id. ibidem* V. l'Hist. de l'Acad. 1703. p. 100. où l'on verra cette erreur combattue par Mr. de Fontenelle. Cette erreur sur la force des Machines, est la base des raisonnemens de la plûpart des modernes † qui veulent expliquer les mouvemens simpatiques & les effets des Médicamens évacuans. † *Infrà* 74.

30. Je me ſuis peut-être trop étendu ſur ce ſujet ; mais plus les préjugés ſont répandus, plus il importe de les combattre, quand on a des ſentimens contraires à établir. Il paroît pourtant d'après ce que nous avons dit, 1°. Que ce n'eſt point au Médicament, comme cauſe, mais au moteur, que l'irritation avertit & met en jeu, qu'il faut attribuer les plus grands changemens que les Médicamens excitent en nous. 2°. Que ces effets ſont proportionnés à la ſenſibilité de la Nature, puiſqu'ils ſont plus grands à meſure que le ſentiment eſt plus vif, quand la puiſſance mouvante eſt la même. 3°. Que ces effets, ſous les mêmes degrés d'irritation, ſont proportionnés aux forces potentielles du ſujet ; ainſi il n'eſt pas étonnant que quand les forces manquent, & que le ſentiment eſt émouſſé, comme dans les affections ſoporeuſes, les Médicamens n'opérent que fort peu, ou n'excitent même aucune évacuation. 4°. Et par conſéquent les Médicamens long-tems accoûtumés n'excitent que fort peu d'effet, parce que nous n'y ſommes preſque pas ſenſibles, ne faiſant preſque pas d'attention à l'impreſſion des Corps que nous avons ſouvent éprouvée, en comparaiſon de celle que nous faiſons aux impreſſions nouvelles & aux inconnues.

31. On peut auſſi entrevoir la raiſon pourquoi ces Médicamens affectent certaines parties plûtôt que d'autres, ou pour mieux dire, pourquoi la Nature, qui agit à leur occaſion, détermine le mouvement de certains organes plûtôt que d'autres, comme ſi elle choiſiſſoit ceux qui pour l'ordinaire ſont les plus commodes & les plus convenables (p) pour l'évacuation de la matiére irritante : L'exemple cy-deſſus fera voir que la diſpoſition méchanique des partiesqui y contribue beaucoup, & qui ſemble déterminer cette ſortede choix, n'eſt pas pourtant ſuffiſante ſeule pour produire cette direction du fluide nerveux vers une partie

(p) *Natura ipſi ſibi vias invenit ad evacuandum, & licet ſine doctore quæ opus ſunt, efficit.* Hippocr. 6. *Epidem.* Galenus *ibidem.*

déterminée plûtôt que vers une autre.

32. On demande pourquoi les nerfs de la membrane pituitaire étant irritez par un Corps étranger, il survient plûtôt un mouvement de la poitrine, appellé éternuement, que toute autre sorte de mouvement de cette même poitrine, ou même des autres parties du Corps ? On ne manque pas de dire que ce Phénomêne dépend de la communication qu'il y a entre les nerfs olfactifs & ceux de la poitrine. Mais cette communication spéciale est avancée sans la moindre preuve, autre que l'effet, pour l'explication duquel on l'imagine ; & en la supposant telle qu'on la veut, elle ne rend pas raison du Phénomêne, parce que ce n'est pas la quantité de mouvement imprimée à ce nerf olfactif, qui se transmettant à ceux de la poitrine, leur imprime la force nécessaire pour produire l'éternuement [28. 29.] sans quoi cependant on ne peut concevoir que cette irritation produise méchaniquement cet effet ; que si on suppose un moteur que cette irritation ne fait qu'avertir du besoin d'expulser cette matiére irritante, il reste à dire pourquoi ce moteur agit par tel ou tel organe, sur lequel il a également le pouvoir d'agir.

Les mêmes nerfs qui servent à produire l'inspiration & l'expiration suivante plus forte, qui constituent l'éternuement, sont principalement les dossaux, ceux de la huitiéme paire & les intercostaux ensemble, quelques éloignés qu'ils soient des olfactifs à leur sortie de la moële allongée & de l'épîniere. Admettons qu'ils communiquent ensemble : On ne peut pas nier qu'ils ne servent également à produire toutes les autres espèces d'inspiration & d'expiration très-différentes de l'éternuement, comme la toux, le hoquet, le soupir, le baillement, le parler, le chant, dont les varietés sont infinies. De bonne foi, cette communication change-t'elle, lorsqu'on a pris un grain de racine d'hellebore ? Et par quelle raison n'excite-t'elle pas par hazard un de ces sortes de mouvemens ? Pourquoi constamment la ſternutation s'en ſuit-elle, au lieu du ſoupir, de la toux ? Mais de plus, toute communication eſt réciproque ; & ainſi une goute d'eau venant à adhérer à la glotte ou à la fente que cauſent les cordes vocales entre-elles, il devroit s'en ſuivre un éternuement, & ce n'eſt pourtant que la toux qui s'en ſuit.

33 N'eſt-il pas plus vrai-ſemblable (*q*) que le moteur qui eſt ſuffiſant pour exciter ces efforts, [que ce ſoit Dieu, ou bien une faculté de l'ame, c'eſt ce qui n'eſt pas queſtion ici de décider] a un ſentiment au moins obſcur, & non reflêchi, du beſoin de l'éternuement dans un cas, & de la toux dans l'autre, ou qu'il agit comme s'il ſentoit ce beſoin, & qu'il ſentit la différence des organes qui doivent exécuter ces efforts, quoique peut-être il ne les ſente pas, ou ne les connoiſſe pas : Car combien d'efforts faiſons-nous en dormant, pour prendre une ſituation plus commode ? & combien de muſcles meuvent très-habillement les Joueurs d'Inſtrumens, ſans ſçavoir même s'ils ont des muſcles ? Or ce beſoin eſt bien marqué : Car il n'y a que l'éternuement qui puiſſe, par le moyen de l'air pouſſé avec violence vers les arriére-narines, balayer & emporter la matiere qui irrite l'intérieur du nez, & il n'y a que la vive ſecouſſe de la toux qui puiſſe détacher de la glotte la goute d'eau qui la bouche, & qui adhére aux cordes vocales ; le baillement, le ſoupir ne le ferment pas ſi bien.

34. Cet exemple ſuffit pour faire ſentir la raiſon pour laquelle certains Médicamens affectent des parties déterminées, comme les ſternutatoires affectent la poitrine ; les émetiques (*r*)

(q) *Sternutamenta verò ipſa Naturæ opus ſunt : Hæc omnia Naturæ erga Animalia providentiam indicant, per quam & ſecundâ valetudine fruentia conſervantur, & ægrotantia morbo liberantur.* Galen. *Comment. in Epid.* Hippocr. *Naturæ ſunt morborum medicatrices.*

(r) L'eſtomach éleve une colomne d'eau à la hauteur de près de 2. pieds au-deſſus de ſon fonds dans les vomiſſemens : cette force équivaut au poids d'une colomne d'eau de 30. livres tombant de la même hauteur. Qui pourroit ſe figurer qu'un grain de

excitent le vomissement plûtôt que la diarrhée ; l'alum de plume nous force à porter nos ongles pour grater la partie qu'il a irritée ; les purgatifs nous portent à faire des efforts nécessaires, quand les déjections sont difficiles : Mais on voit bien qu'en tous ces cas, ce n'est pas à la vertu du Médicament, comme à une cause suffisante & active, qu'il faut attribuer les effets ni la détermination des parties par lesquelles ils sont exécutez. Cherchons donc la cause de ces effets déterminés dans d'autres principes, en observant toûjours de ne pas confondre ce qui leur appartient, avec ce que le concours de la Nature y met du sien ; car elle y en met toûjours.

35. Les Médicamens affectent certaines parties déterminées, par la raison qu'ils n'agissent que sur elles, & qu'ils ne sont pas portez vers les autres, tant à raison de leur masse qui les met hors d'état d'y passer, qu'à raison des mouvemens & des dispositions qui se trouvent en ces parties plûtôt qu'en d'autres. Nous allons donner des exemples qui confirmeront cette proposition, & qui rendront raison de ce Phénomêne.

36. Les Médicamens n'agissent qu'à mesure qu'ils se dissolvent, ou qu'ils se divisent en plus petites parties : (*s*) la quantité de leur action, une même dose étant donnée doit donc augmenter à mesure que leur dissolution avance davantage, parce qu'en même tems il y a plus de molécules, qui, étant develópées,

poudre d'Algarot eût autant de force ? ni qu'en dilatant l'estomach, il pût le contracter, à moins qu'il ne détermine à agir une autre puissance mouvante ? Les principaux Phénomênes qui suivent l'action des Médicamens évacuans, sont l'effet de cette puissance.

(s) Les molécules des Medicamens qui peuvent passer à travers les veines lactées & les vaisseaux secrétoires des viscères, doivent être 512000000. fois moindres que les plus petites, que nos sens peuvent distinguer sans Microscope. Th. Morgan *Mechanicæ practicæ & physicæ Propos.* 1. Dans ces molécules l'adhésion est extrêmement forte (20. Not.) & est seule capable de donner aux Medicamens leurs vertus.

peuvent agir, la dissolution se faisant par la surface, & la quantité des particules actives étant en raison des masses, il est évident que la dissolution se fait plus rapidement, quand le même Médicament est déja divisé en plusieurs petites masses, que quand il n'en forme qu'une seule : Car, par exemple, une pillule de Laudanum d'une ligne de diamètre ayant dix fois moins de surface respectivement à sa masse, que n'en ont les mille qui en peuvent être formées d'un dixiéme de ligne de diamètre, il est bien évident que la grosse pillule agira dix fois moins en même tems que les mille petites, parce que celles-ci offrent dix fois plus de surfaces au dissolvant, & fournissent d'autant plus de lames de même épaisseur à dissoudre & à agir. La différence des masses sera donc qu'un Médicament agira avec plus de force dans un tems donné ; mais comme il y a des parties dans le Corps humain qui ont la force de diviser, broyer les Corps qu'on a pris (c'est ainsi que les dents broyent, divisent certains alimens) tandis que d'autres parties ne peuvent le faire, le même Médicament agira avec plus de rapidité dans certaines parties qu'en d'autres, quoiqu'il soit appliqué à toutes également.

37. Il se peut aussi qu'à raison d'une masse plus grande, il ne puisse s'insinuer & se porter jusqu'en certaines parties : Si un Médicament a des molécules qui ne puissent passer dans les veines lactées, ni dans les vaisseaux absorbans des premieres voyes, il est bien évident qu'il pourra agir sur l'estomach & les boyaux, mais non dans le sang ni dans les petits vaisseaux. C'est ainsi que les absorbans terreux qui ne peuvent être dissous par nos sens, n'agissent que dans les premieres voyes, se retrouvent presque tous dans les excrémens grossiers, & ne font rien dans le sang.

38. Mais il se peut aussi que ce n'est pas faute de pouvoir être dissous, qu'ils ne passent pas dans ces défilés étroits. Quelques-uns, comme le vif-argent, s'arrondissent en boules, qui, toutes

fluides qu'elles soyent, ne sçauroient enfiler les petits tuyaux (t) de la peau, des boyaux, à moins d'être appliquées, pressées par une force méchanique, qui surmonte la cohésion mutuelle de leurs molécules. Il s'en suivra de là, que le vif-argent ainsi avalé pouvant agir par son poids sur les boyaux & sur les obstacles qui s'y trouvent, ne pourra agir dans le sang, faute de pouvoir s'y introduire; & ainsi le trouve-t'on presque tout avec les déjections, quand on l'a avalé crud.

39. On sçait que les tuyaux capillaires (16. not.) de quelque matiere qu'ils soient, ont la force d'élever les liqueurs de même, ou de moindre gravité spécifique que la leur. Mrs. Muschembroeck, Halles, en donnent un bon nombre de preuves tirées des Vegetaux & des Animaux. Les fluides venant à toucher l'orifice de ces tuyaux y adhérent, & par conséquent agissent sur eux; ils tendent à s'en approcher, l'intérieur leur offre plus de points d'attouchement, ils s'y insinuent, s'y élevent nonobstant leur gravité. On sçait que ce Phénomêne arrive dans le vuide de Boyle comme dans le plein, & que c'est la force de l'adhésion qui en est la cause: Or le fluide s'y éleve d'autant plus fortement, que la surface touchante est plus grande, respectivement à la colomne de fluide qui résiste par son poids: comme dans les tuyaux de différent diamètre, sous même longueur, les surfaces sont à leurs solidités en raison réciproque de leur diamètre, & par conséquent un tuyau d'un dixiéme de ligne de diamètre, les restes étant égaux, attire dix fois plus haut qu'un d'une ligne; par cette raison, les mêmes Médica-

(t) La grandeur des pores d'un Corps, ni la petitesse des molécules d'un fluide, ne sont pas des raisons suffisantes, pour que ce fluide les pénétre; l'eau pénétre dans le bois, & ne pénétre pas dans l'Or; le vif-agent entre dans les pores de l'Or, & non dans ceux du bois, au moins par sa propre force: Si on fait glisser obliquement de l'eau sur de la toile cirée, percée de plusieurs trous, elle n'y passera presque pas, au lieu que l'huile y passera.

mens liquides agiront ſur des vaiſſeaux capillaires, qui ne pourront agir dans de plus larges, ne pouvant s'y inſinuer auſſi avant; de même que certains virus, comme le vénerien, le ſcorbutique, le ſcrophuleux invéterés, agiſſent ſpécialement ſur les parties oſſeuſes, dont le tiſſu eſt plus compacte, il peut y avoir des Médicamens qui agiſſent ſur les parties dont les tuyaux ſont plus étroits: C'eſt ainſi que le ſuc rouge de la garance, ſuivant l'obſervation de l'Académie de Boulogne, (tom. 2.) ne teint en rouge que les os des Animaux qui en ont mangé, & n'atteint pas même les cartilages ni les tendons.

40. Une ſtructure ſinguliere empêche quelquefois des Médicamens de paſſer dans un ſens, & leur permet de paſſer dans un ſens contraire; & c'eſt ce qui empêche le Médicament d'affecter indiſtinctement les parties, ſuivant le ſens dans lequel il ſe préſente. Si un Médicament eſt porté par les ureteres, il s'inſinuera aiſément dans la veſſie; mais un Médicament jetté dans la veſſie, ne pourra s'inſinuer dans les ureteres, ni par conſéquent les affecter, parce que diſtendant la veſſie, il preſſera la partie de cette membrane, qui bouche l'extrêmité de l'uretere, & l'appliquera encore plus fort aux membranes extérieures, ce qui fermera l'iſſue des ureteres.

41. Le ſang roule avec des viteſſes bien différentes dans les différens vaiſſeaux, & entrainant avec lui les molécules des Médicamens, il leur imprime différens degrés de force, qui ſont toûjours ſous même maſſe comme les carrés de leurs vîteſſes: † Or ces forces différentes produiſent des effets qui doivent différer totalement; car la même impreſſion qu'une molécule fait ſur nos nerfs, n'eſt qu'un chatouillement agréable, ſi elle eſt foible; & elle devient une douleur vive, ſi elle eſt capable de rompre les filets nerveux. La force du ſang dans les artères eſt dix

† Herman. *Phoronomia. prop.* 31.

ou douze fois plus grande que dans les veines, selon les expériences de Mr. Hales. (*u*) Donc les molécules métalliques, ou autres qu'il entraîne, & auxquelles il imprime une force proportionnée à la sienne, pourront exciter dans les artères de grands effets, de vives chaleurs, des sensations douloureuses, tandis que dans les veines, & à plus forte raison dans les vaisseaux lymphatiques, elles n'en exciteront point; car comme leur gravité spécifique, qui reste toûjours la même, tend à les retarder, à les empêcher d'agir, il se peut que le mouvement du sang soit si fort ralenti dans les tuyaux veineux capillaires, que la gravité de ces molécules excede la force trusive du sang qui les pousse, & ainsi que toute leur impétuosité & l'action qui en dépend, se réduisent à rien.

42. D'autre part, les vertus médicamenteuses, bien différentes des proprietés méchaniques, n'agissent que dans des fluides ralentis. Les cristallisations, les coagulations, les secrétions ne se font que dans le repos, le mouvement de circulation trop rapide empêchant l'approche mutuelle des molécules qui peuvent l'attirer. Les Médicamens n'exerceront donc pas leurs vertus médicamenteuses dans les gros vaisseaux, où le mouvement de circulation est rapide, & ils l'exerceront dans les petits.

43. J'ai appris par bien des expériences faites sur des tuyaux d'Animaux, que les vitesses des liqueurs à travers des tuyaux de différente longueur, sont, à très-peu près, comme les racines de ces longueurs réciproquement; & par conséquent certains Médicamens agiront aux extrêmités ou dans les vaisseaux secrétoires fort éloignés du cœur, en suivant les routes de la circulation, qui ne pourront exercer leurs vertus plus près du cœur à cause de la vitesse trop grande: Mais la grande raison qui retarde les fluides éloignés du cœur, est le frottement immense qu'elles

(u) Hœmastaticals Essays experiment. III. 4. 5.

essuyent

essuyent à cause de la petitesse des défilés ; ce retardement est si grand, qu'il ne passe dans les artérioles mésenteriques (qui sont sur le limbe du mésentere) que la vingtiéme partie ou environ de ce qui passeroit par le tronc de l'artére mésenterique ouvert, (x) quoique la somme de leurs calibres excéde du double au moins le calibre de ce tronc. Il n'est donc pas étonnant que quand par une terreur, un froid, ou des remédes adstringens, les vaisseaux capillaires viennent à se resserrer, il arrive dans les extrêmités des sentimens de frisson, quoique dans le centre du Corps, ou dans les gros vaisseaux la chaleur soit considérable ; car la chaleur des fluides rélative à leur frottement, (†) est comme le carré de la vîtesse avec laquelle ils frottent les solides : Or l'expérience fait voir que les changemens qui arrivent dans le Corps humain par les différens degrés de chaleur, sont essentiellement différens. C'est ainsi que la température au-dessous du premier degré au Thermométre de Mr. de Reaumur, coagule le sang, l'empêche de pourrir ; au-dessus du 36éme. elle le rend plus coulant & plus disposé à pourrir ; au-dessus du 56éme. elle roidit & ride nos vaisseaux, elle coagule le sang & la lymphe.

44. La direction des vaisseaux & la différente impétuosité du sang, laquelle est excitée par les Médicamens fondans & irritans, fait encore que ces Médicamens agissent sur certaines parties plûtôt que sur d'autres, ou, ce qui revient au même, qu'ils sont portez dans des parties déterminées.

45. C'est ainsi que les molécules des Médicamens spécifiquement plus pesans que le sang, se portent en plus grand rapport à la tête, qu'aux autres parties ; car conservant plus de leur vîtesse en sortant du cœur dans le conduit de l'aorte, ils affectent plus la ligne droite, ou se détournent plus diffici-

(x) Hœmastat. Essays Experiment. IX.

(†) Herman. *Phoronomia Appendix.*

lement de l'axe de l'aorte, que les molécules spécifiquement moins pesantes ; & comme la carrotide gauche se trouve dans cette direction, elles doivent y entrer : N'est-ce pas pour cette raison, que l'usage immoderé de l'acier, du vif-argent porte à la tête ?

46. J'ai fait une expérience (y) qui prouve, que suivant les divers degrés de force avec laquelle les fluides sont poussez à travers des tuyaux branchus & des rameaux diversement inclinés à leur tronc, il se porte plus de fluide dans les uns que dans les autres, les calibres restant les mêmes ; d'où il suit par exemple, que quand le sang est poussé avec beaucoup plus de force du cœur dans le tronc descendant de l'aorte, il s'en porte plus dans les rameaux qui sont peu ou point du tout inclinez avec le tronc, qu'il ne s'en portera dans ceux qui le sont, comme les artéres renales, qu'il ne s'y en porte respectivement, quand le sang coule lentement.

47. D'où il s'en suit que les Médicamens, qui sont propres à augmenter notablement la force du cœur, soit en augmentant la quantité de fluide nerveux, comme les cordiaux, les cephaliques, soit en rendant le sang plus coulant, & en irritant les vaisseaux, comme les eaux thermales, les fondans, &c. détermineront le sang à couler par les vaisseaux directs dans un plus grand rapport, que ne le comporte l'augmentation générale de la vitesse, & partant à couler moins abondamment dans les collatéraux, qu'on ne devoit l'attendre de cette augmentation de force.

48. Nous avons donc fait voir jusqu'ici comment les Médi-

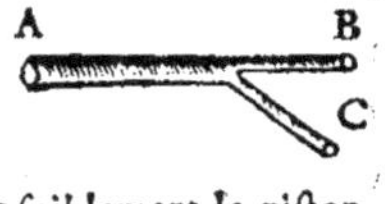

A B C

(y) Si on a un Tuyau A B C dans lequel on pousse de A vers B d'abord très-foiblement, & ensuite très-fortement un piston ; si le jet de l'eau a été de trois pouces par le rameau direct B, & d'autant par l'oblique C, quand on poussoit foiblement le piston, le jet augmentera bien davantage dans le direct par une impulsion forte, qu'il ne le fera dans l'oblique, comme de 7. pouces dans l'un & de 5. dans l'autre.

camens pouſſés par les forces de la Nature, portent ſur certaines parties plûtôt que ſur d'autres, à raiſon de leurs principes méchaniques, comme leur maſſe, leur vîteſſe, & à raiſon de la ſtructure des parties, de la grandeur de leurs calibres, &c. Mais ce qu'il y a de plus propre à la queſtion propoſée, c'eſt de faire voir comment par leur propre vertu, ou par leurs principes phyſiques, ils agiſſent véritablement, & non pas paſſivement, ſur certaines parties déterminées. Pour réſoudre ce problême, j'ai beſoin d'avancer certains principes, dont, faute d'un aſſez grand nombre d'expériences, je ne tirerai pas tout l'avantage qui s'en peut tirer; mais peut-être donnerai-je occaſion à d'autres de le faire.

49. Les parties ſolides du Corps humain ont chacune une gravité ſpécifique différente. Mr. Hamberger qui avoit beſoin de la même propoſition, ſe contenta, pour s'aſſûrer de cette vérité, de peſer ces parties d'abord avec leurs ſucs ou fraiches, & enſuite deſéchées ou dépourvûes de quelque humidité, & ces derniers poids parurent à peu près repréſenter les gravités ſpécifiques des ſolides. Il me paroît qu'il y a un moyen beaucoup plus ſûr que celui-là, qui conſiſte à peſer dans l'air & enſuite dans l'eau chaque partie : Et c'eſt ainſi que j'ai trouvé les peſanteurs ſpécifiques de chaque partie, rélativement à celle de l'eau, que je prenois de 1000. degrés.

Os.	1656.	Cœur.	1020.	
Foye.	1083.	Glandes ſurrenales.	1011.	
Peau.	1067.	Glande ſublinguale.	1007.	
Glande thyroidiene.	1065.	Boyau colon.	1001.	
Boyau ileum.	1058.	Eau commune.	1000.	
Rein.	1050.	Axonge de la peau.	o.	Surnagent à l'eau.
Muſcle couturier.	1049.	Glandes des mamelles.	o.	
Ratte.	1044.	Poumon.	o.	
Glande maxillaire.	1043.	Méſantere.	o.	
Glande parotide.	1034.	Thymus.	o.	

Le Cadavre d'une femme a fourni toutes ces parties, excepté l'os.

50. Les fluides du Corps humain ont chacun une gravité spécifique différente, & qui approche le plus dans chacun de la gravité spécifique du viscère, qui est destiné à le séparer du sang.

51. Pour trouver ces gravités spécifiques, j'ai placé ces fluides ensemble dans un tuyau de verre, de trois lignes de diamètre, long de deux pieds, & j'ai vû l'ordre dans lequel ils surnageoient les plus legers au-dessus des plus pesans; d'autre part, j'ai réiteré les expériences faites par Mr. Silberling, en pesant une bale d'yvoire successivement dans chacune de ces liqueurs, & observant quel poids elle y perdroit.

Sang humain.	281.
Lait de Femme écrêmé. .	277.
Lymphe.	274.
Bile.	272.
Urine.	271.
Salive.	267.
Eau de fontaine. . . .	261.
Crême du Lait de Femme. .	255.

52. Si maintenant on compare la gravité spécifique des humeurs à celle des glandes ou des viscères qui les séparent du sang, ne comptant ni le lait, ni la lymphe, on trouvera que les plus pesantes se séparent dans les viscères spécifiquement plus pesans, si on excepte les mamelles, dont les glandes ne peuvent être bien dépouillées de la graisse qui en augmente la legereté.

Gravités spécifiques.		*Gravit. spécifiq.*	
Du Foye, . .	1083.	Bile.	274.
Du Rein. . .	1050.	Urine. . . .	272.
Des Parotides. .	1034.	Salive. . . .	264.
Du Saindous. .	0.912.	Graisse. . . .	232.

Et comme on n'a pas les autres humeurs du Corps humain

en aſſez grande quantité pour en faire les expériences, on peut conjecturer qu'elles ſuivent le même rapport.

53. Suivant les loix de la cohéſion, les fluides adhérent aux ſolides, dont la gravité ſpécifique eſt la même, ou plus grande que la leur ; (†) d'où il s'en ſuit que les molécules hétérogenes répandues dans la maſſe du ſang, & portées dans les tuyaux ſecrétoires, où l'impétuoſité de la circulation rallentie laiſſe agir l'attraction, ſeront déterminées à couler dans les tuyaux ſecrétoires des viſcères de la gravité ſpécifique la plus approchante de la leur ; & cela avec d'autant plus de force, que ces tuyaux ſeront plus capillaires, pourvû toutefois que leur diamètre ne ſoit pas plus petit que celui de ces molécules. On peut voir ſur cela la ſçavante Diſſertation (z) du Célébre Profeſſeur Mr. Hamberger.

54. D'où il ſuit que les molécules des Médicamens agiront ſur ceux des vaiſſeaux ſecrétoires du Corps humain avec leſquels ils ont le plus d'affinité à raiſon de leur gravité ſpécifique : Car trouvant 1°. dans ces vaiſſeaux un calibre proportionné à leur volume, le contact, & par conſéquent la force d'adhéſion en ſera plus puiſſante. (20. not.) 2°. Cette force fait entrer plus avant les fluides dans les vaiſſeaux capillaires, & par conſéquent aidée de la force de la circulation, elle excitera une ſecrétion plus abondante. 3°. Les molécules des fluides, de même denſité que les vaiſſeaux, toutes ſphériques qu'elles ſoient, pouvant s'adapter à des foſſetes que le Microſcope fait découvrir dans la ſurface des Corps les plus liſſes, y touchent par un plus grand nombre de points, qu'elles ne ſe touchent entre-elles, & partant doivent adhérer à ces ſolides, les humecter, s'inſinuer dans leurs cavités, à l'excluſion de celles qui ont une gravité ſpécifique différente. C'eſt ainſi que le vif-argent adhére à l'Or &

(†) Mr. Hamberger *Element. physic. cap. 3. de cohæsione Corporum.* §. CLVII. *&c.*

(z) Sur la Méchanique des Secrétions. Bordeaux 1746.

le pénétre, s'y amalgame, quoique les pores de l'Or soient bien étroits, & n'adhére pas au bois, quoiqu'il ait les pores bien plus ouverts ; mais ne présentant pas, faute de densité, le même nombre des points de contact. (38. not.)

55. Les Résines sont des Corps sulphureux ou des huiles épaissies, qui par leurs parties oleagineuses qui y prédominent, ont une gravité spécifique inférieure à celle de l'eau ; (*a*) ainsi l'eau n'y adhére pas, ni par conséquent ne peut les pénétrer ; mais les fluides d'une gravité spécifique, moindre ou égale, comme les liqueurs spiritueuses, huileuses, savoneuses, les doivent humecter, pénétrer, dissoudre, parce qu'elles y adhérent.

Réciproquement les gommes sont des séves des Végétaux épaissis, chargés de parties mucilagineuses de même gravité spécifique que l'eau, ou à peu près, & dont les molécules par leur figure ont vraisemblablement plus de convenance avec celle des menstrues aqueux, qu'avec les molécules des menstrues huileux ; & par ces raisons les molécules aqueuses doivent adhérer aux gommes, les humecter, les dissoudre, ce que ne font pas les huileux.

Parmi nos liqueurs, il y en a qui sont plus gommeuses, comme la salive, & l'eau les dissout ; d'autres sont plus résineuses, telle que la bile (dont les calculs surnagent à l'eau, & brulent comme les résines) & celles-ci se dissolvent par les menstrues sulphureux, savoneux ; ainsi les Médicamens qui ont le plus d'affinité avec certaines humeurs se séparant plus abondamment dans leurs couloirs que dans les autres, s'uniront avec ces mêmes humeurs, les pénétreront, & y produiront des changemens dont les autres sont exemptes.

56. Les sels, sur tout les Alkalis, sont, comme on dit, les aimans de l'eau ; celui de tartre a la force de retenir deux fois

(a) Je ne parle pas de la gravité spécifique de la Résine en masse, mais de celle de ses parties huileuses.

ſon poids de ce menſtrue (†) & quoique l'humidité ſoit répandue dans l'air, il la fait venir à lui en l'attirant de proche en proche, ou comme un aiman attire des bales de fer rangées l'une à la ſuite de l'autre ; les Médicamens ſalins s'uniſſent donc avec l'eau, ou avec la partie ſereuſe de nos humeurs, plûtôt qu'avec les autres ; & comme les larmes, l'urine, & la tranſpiration ont plus de cette ſeroſité aqueuſe, ces Médicamens rendront les larmes, la tranſpiration & l'urine plus ſaumurées. C'eſt ce que nous voyons arriver par l'uſage des Médicamens, & ſur tout des alimens trop ſalés ; auſſi les perſonnes qui ſont travaillées de l'ophtalmie, provenant de cette cauſe, ſentent une ſalure bien marquée dans leurs larmes & dans leur urine ; les mêmes alimens ſalés l'augmentent, & les mêmes délayans qui leſcivent le ſang, l'emportent ; les molécules d'huile adhérent entre-elles, plus qu'elles ne le font avec l'eau, parce que n'étant pas un fluide ſi pur que l'eau, elle a bien des parties fibreuſes mêlées aux globuleuſes : Or il y a exceſſivement plus de contact entre deux fibres ou deux lignes, qu'entre deux globules ou deux points géométriques ; par cette raiſon, les goutes d'huile ne s'étendent pas dans l'eau, mais elles y conſervent leur ſphéricité, à cela près que la gravité les applatit un peu : Or on ſçait qu'aſſociées par le mêlange avec des ſels, ſur tout avec des alkalis, (dont les petites parcelles ſont taillées apparemment en facettes comme toutes les molécules ſenſibles des ſels concrets) elles s'uniſſent aiſément par leur intermède, à l'huile d'où il réſulte des ſavons.

57. Les ſavons ont la proprieté de ſe diſſoudre dans l'eau & dans l'huile, de favoriſer le mêlange ou la diſſolution de ces deux fluides, & par là de ſervir à diſſoudre bien des matieres hétérogenes : C'eſt ainſi que la bile, la ſalive diſſolvent les alimens. Mais comme toutes nos humeurs ne ſont pas éga-

(†) Boerhaave, *Chemia*, Tom. I.

lement savoneuses, aussi les Médicamens savoneux ne s'unissent pas à toutes si intimement; & comme ils n'agissent physiquement qu'en adhérant, ils n'agissent pas aussi sur toutes indistinctement; ainsi le savon commun dissout certains calculs de la vessie urinaire; on ne voit pas qu'il dissolve le tartre des dents, ni les petits calculs rouges des reins, la force d'un dissolvant étant toûjours rélative à la disposition du Corps qu'il doit dissoudre, c'est-à-dire, dépendant de l'affinité qui se trouve entre-eux, rélativement aux points du contact.

58. L'eau de pluye dissout facilement le savon; mais les eaux minérales vitrioliques le laissent grumeler: Ainsi ces eaux peuvent bien délayer l'urine, mais elles ne dissoudront point si aisément des fluides savoneux & résineux, ce que des délayans mucilagineux, comme l'eau de poulet, peuvent faire aussi dans les maladies aigues; on se trouve mieux des délayans mucilagineux que des eaux vitrioliques.

59. La plûpart des Végétaux ont des sucs, ou gommeux. ou résineux, ou salins, ou savoneux, desquels la gravité spécifique est à peu près la même que celle de nos fluides, & un peu moindre que celle de la plûpart de nos solides, & entre ces rapports il y a dans les individus des différences infinies; aussi la plûpart des Végétaux fournissent des sucs médicamenteux ou venimeux, c'est-à-dire, qu'ils peuvent faire des changemens sensibles sur nos fluides & sur nos solides, mais plus sur les uns & moins sur les autres.

La plûpart des Minéraux ont une gravité spécifique plus grande que celle de nos solides même; celle de l'os de mouton est à celle de l'étain (le métal le plus leger qui soit d'usage en Médecine) comme 2222. à 7320. ou 1. à 3. & ainsi les Médicamens métalliques ne peuvent, sous cette forme, agir sur nous physiquement; (†) ils peuvent seulement agir comme des

(†) Parce que les Corps n'agissent proprement qu'en adhérant, l'adhésion étant un

instrumens

instrumens; mais la préparation chimique altére beaucoup la gravité spécifique de ces métaux: c'est ainsi que le vert-de-gris est au cuivre, d'où on le tire, comme 1714. à 9000. ou environ six fois moins pesant, & par là de gravité spécifique moindre que nos os. Le sel d'acier est à l'acier comme 1430. à 7738. Le vitriol de mars est au mars comme 1880. à 7645. & quand on vient à dissoudre les vitriols de différens Métaux dans des menstrues beaucoup plus legers, aqueux ou savoneux, les molécules du mêlange acquiérent une gravité spécifique encore moindre. Le miel qui contient des parties de fer, selon les observations de l'Académie Royale, est spécifiquement plus leger que l'os de mouton dans le rapport de 1450. à 2222. ainsi les Métaux les plus denses peuvent nous fournir des préparations à portée d'agir sur nos parties, d'autant mieux qu'il se trouve dans nos fluides même des molécules, dont la gravité spécifique excéde de beaucoup celle des autres; ne fût-ce que les particules de fer, que Mr. Menghini a tirées si souvent de la partie rouge du sang humain. (†)

60. Les Médicamens mêlés avec nos fluides, peuvent en changer la gravité spécifique, & par là donner occasion à certaines humeurs de se séparer plus abondamment dans leurs couloirs, selon les expériences de Mr. Silbering.

Le Sang pur a une gravité spécifique. .	278.
Ce Sang chargé sur trois onces d'une dragme d'arcanum duplicatum. . .	286.
De Cinabre d'Antimoine.	285.
De Sel de Saignette.	284.
De Sel admirable de Glauber. . . .	283.
D'Essence d'Absinthe. . , . . .	276.
D'Essence de Castoreum.	277.

principe de mouvement, & partant d'action; les Instrumens ne sont pas actifs, ils n'ont point de principe d'action, ils l'empruntent d'ailleurs.

(†) Mem. de l'Académie de Boulogne. Vol. 2.

D'Esprit de Vin rectifié. . . . . 277.
De Teinture de Vitriol de Mars. . . 267.
De Racine d'Ipecacuanha. . . . . 280.
De trois grains de Poudre des Chartreux. 280.
De Tartre stibie. . . . . 279.

Il suit de ces expériences, que le sel marin, l'arcanum duplicatum, le cinabre, le sel de Saignette, le sel admirable de Glauber, celui de la fontaine de Sedliz, l'ipecacuanha, la poudre des Chartreux, le tartre stibie diminuent la gravité spécifique du sang; & parmi ceux-là, le nitre & l'arcanum duplicatum le rendent ponceau.

61. Au contraire l'esprit de vin, & les remédes dans lesquels il entre, l'essence d'absinthe, l'essence de castor, l'esprit de vin rectifié le rendent plus dense, plus gluant & plus brun, sur tout la teinture de vitriol de Mars de Ludovicus qui le rend noirâtre.

62. Nous pouvons conclure d'après ces principes & ces expériences, 1°. Que les Médicamens peuvent faire augmenter certaines secrétions, & en déterminer d'autres, soit parce qu'ils fournissent au sang plus de parties analogues à certaines humeurs; ainsi les amers, l'aloës, le suc de la gentiane, de l'aulnée, du petit chêne, de la rhubarbe, &c. par leur affinité avec la bile, en augmentent la secrétion; cette derniere laissant dissoudre à la serosité, ce qu'elle a de gommeux & de salin, teindra de sa couleur jaune l'urine; & ce qu'elle a de résineux, rendra la bile plus coulante & plus copieuse : il en est de même des autres Médicamens chilagogues. 2°. Les Médicamens lixiviels, comme les cendres de genets, de fêve, le sel d'absinthe, de chardon beni, attirant fortement les serosités aqueuses, & s'y unissant, augmenteront l'affinité que certaines molécules ont avec le couloir des reins, eu égard à la gravité spécifique, & détermineront les serosités à couler par les voyes

urinaires, après avoir dissous les parties visqueuses du sang & de la lymphe, & avoir obligé par leurs irritations les vaisseaux à battre avec plus de vîtesse : C'est là l'effet de ces sels & de tous les Médicamens qui contiennent des sels tirans sur l'alkali, comme la plûpart des insectes, les cloportes, les abeilles, les écrevices. 3°. Ceux qui condensent la partie rouge du sang, ainsi que les acides minéraux, l'esprit de sel, de souphre augmentant le resserrement mutuel de ses parties, sans augmenter celui de la lymphe, feront exprimer cette lymphe du tissu du sang, & ainsi dégagée d'un fluide plus visqueux qu'elle, toutes les sécrétions aqueuses, & sur tout l'urine, les fluides qui coulent des yeux dans le sac nasal, en profiteront : C'est ainsi que les diurétiques froids portent leur impulsion sur ces organes, & non sur les autres : C'est ainsi que le sang venant à se coaguler dans la poilette, exprime la serosité à mesure qu'il se resserre ; les parties adhérent plus fortement entre-elles, quand le mouvement de circulation les laisse en liberté, qu'elles n'adhérent à celles de la lymphe qui est plus coulante.

63. Certains Médicamens épaississent la salive, la lymphe, & ne font pas cet effet sur l'urine, la transpiration ; tel est l'esprit de vin, parce qu'il augmente l'adhésion des parties mucilagineuses des liqueurs qui en ont beaucoup ; au lieu que l'urine en a fort peu : Ainsi ils excitent la soif, augmentent la chaleur, rendent les fibres plus compactes, & par là, à la longue, moins susceptibles de sentiment. C'est en rapprochant ainsi les fibres des solides & des fluides, que l'esprit de vin resserre les chairs, les rend plus compactes, qu'il empêche dans les fluides mucilagineux le mouvement intestin qui les fait pourrir.

64. Selon les expériences de Mr. Hamberger, de tous les couloirs la substance corticale du cerveau a le moins de gravité spécifique ; & comme la gravité spécifique des humeurs ré-

pond à celle de leurs couloirs, il est très-vraisemblable que le fluide nerveux est aussi de toutes nos humeurs celle qui a le plus de legereté. Ce fluide est l'organe des forces mouvantes & du sentiment ; plusieurs expériences électriques portent à penser qu'il est analogue au fluide même électrique (ainsi que d'autres l'ont pensé) ou à la matiere de la lumiere, comme le croit Neuvton, ou à une matiere très-volatile & très-active, de quelque façon qu'on veuille l'appeller. N'est-il pas vraisemblable que les Médicamens aromatiques, spiritueux, cephaliques, qui répandent au loin des émanations odoriférantes, d'une activité & d'une legereté inconcevable, peuvent réparer les parties du fluide nerveux, en s'insinuant immédiatement dans la substance médullaire des nerfs à cause de l'affinité des gravités spécifiques ? Et n'est-ce pas par cette raison, qu'une liqueur spiritueuse, comme l'eau sans pareille, un aromate, comme l'huile de canelle, le vin des Canaries, &c. réparent sur le champ les forces vitales & animales, augmentent l'activité, la présence d'esprit, le courage ? Le camphre, les huiles éthe-rées, & les esprits inflammables qu'on tire de la plûpart de ces Médicamens, ne sont-ils pas remplis de parties analogues au fluide nerveux, s'il est igné & électrique ? Et n'est-ce pas de cette façon qu'agissent les cephaliques & les cordiaux ?

65. J'ai fait des expériences pour connoître combien certains Médicamens augmentent la fluidité de nos humeurs, ou en diminuent la viscosité. J'ai pesé un nombre donné de goutes de chaque liqueur toute pure, & ensuite y ayant mêle des sels & autres Médicamens, (†) j'ai trouvé que quelquefois le même nombre de goutes pesoit davantage, c'est-à-dire, que chaque goute étoit plus grosse à raison de la viscosité du fluide

(†) Un grain d'Opium dissous par Mr. Hamberger dans 21660. grains d'eau, la rendent plus coulante d'un dixiéme, & quoiqu'on y dissolve plus d'Opium, l'eau n'en devient pas plus coulante : Si on employe de la teinture d'Opium faite par l'esprit de vin, la fluidité de l'eau diminue d'un trente-huitiéme.

augmentée ; y ayant ajoûté les Médicamens, elles pesoient moins, la viscosité du fluide étant diminuée.

66. Je me suis fais tirer du sang, & ayant pris quatre bouteilles égales ; dans l'une j'ai mis la moitié d'eau chargée de nitre ; dans l'autre autant de vinaigre rouge ; dans la troisiéme de l'eau pure, & rien dans la quatriême : ensuite j'ai rempli toutes ces bouteilles de sang au sortir de la veine, & six heures après j'ai trouvé le sang pur coagulé, sans aucune goute de serosité ; je l'ai rendu liquide en le passant au travers d'un linge, & j'ai compté 100. goutes.

Le Sang pur a pesé . . .	240 gr.	Avec du vinaigre . . .	162
Mêlé à l'eau nitrée . . .	192	La serosité toute seule .	190
Avec l'eau commune . .	219		
Avec la lymphe d'un autre	193		

67. D'où il suit que le vinaigre rend le sang plus coulant que ne le fait la serosité dans le rapport de 16. à 19.

La serosité est plus coulante que le mêlange de sang & de serosité dans le rapport de 190. à 193. plus que le mêlange de sang & d'eau dans le rapport de 190. à 219. & ce mêlange plus que le sang pur dans le rapport de 219. à 240. Au surplus le sang nitré étoit coulant & ponceau, celui qui contenoit du vinaigre, étoit coulant & noirâtre.

D'où il suit, que si le nitre & le vinaigre font, étant pris intérieurement, le même effet qu'étant mêlez immédiatement avec le sang hors du Corps, ils rendront la circulation plus aisée, sujette à de moindres frottemens, & par conséquent à concevoir une moindre chaleur. De plus, les autres acides détruisent l'alkalescence des humeurs, comme les acides adoucissent les alkalis (b) & les changent en des sels neutres presque insipides, ils empêcheront le picottement, & en conséquene la chaleur que

(b) Boerhaave *Elem.* Tom. II. pag. 252. *Ex alkali & acido acerrimis causticis solâ miscelâ statim nascitur sal neuter, blandus, frigefaciens, nullo modo rodens : ut nitrum regeneratum.*

ces picottemens occasionnent ; ils agiront donc d'autant plus sur certaines humeurs, telles que l'urine & la bile, qu'elles sont plus disposées à s'alkaliser que ne le sont les autres.

Il suit encore de ces expériences, que les acides qui, comme le vinaigre, le suc de limon, &c. coagulent le lait, ne laissent pas de rendre le sang plus coulant ; ainsi les mêmes Médicamens affectent certains fluides plûtôt que d'autres, en agissant sur eux de différentes façons.

68. De pareilles expériences, fort opposées aux opinions anciennes, prouvent encore que l'opium, bien loin de coaguler le sang, le rend notablement plus coulant ; le suc de stramonium, de jusquiame, la teinture de saffran, & autres narcotiques produisent le même effet. Il faudroit plus de tems & d'expériences que je n'en ai, pour rechercher par quelles raisons ils calment les douleurs & procurent le sommeil ; mais s'ils rendent la circulation plus aisée, s'ils rendent certaines molécules du sang ou de la lymphe assez fines pour s'engager dans les orifices des tuyaux nerveux, & empêcher pour un tems la secrétion du fluide nerveux, on pourra concevoir comment ils produisent ces effets, comment ils augmentent la rougeur de la peau, la transpiration, &c. Il restera pourtant toujours des obscurités impénétrables sur ce sujet.

L'intérieur des poumons est enduit d'une mucosité qui surnage à l'eau comme la morve, comme la mucosité qui enduit les ureteres, la vessie, l'urethre & les gros boyaux ; ce qui porte à croire que les membranes internes de ces parties sont d'une gravité spécifique bien petite. Les observations sur la gravité du colum, de la glande souslinguale qui sépare une pareille mucosité, le font conjecturer ; mais parmi ces différens sucs, (c) il y

(c) La cire des oreilles a l'amertume & la couleur approchante de celle de la bile ; mais si on l'approche de l'écume que forme la lymphe des Hydropiques, ou l'urine récente, on verra cette écume se porter bien plus rapidement vers cette cire, se dissoudre & petiller plus vivement, que si on la touche avec de la bile

en a qui vraisemblablement ont plus d'affinité entre eux qu'avec les autres, & l'expérience seule peut le décider. Il est vraisemblable que l'affinité entre la mucosité des voyes urinaires & celle des bronches, est plus grande ; de là vient apparemment que les mêmes Médicamens qui adoucissent les urines, adoucissent aussi les crachats ; ceux qui calment l'ardeur d'urine, calment la toux, ou, ce qui revient au même, réparent la mucosité de tous ces organes, quand elle vient à manquer ou à s'altérer : Aussi sont-ce des Médicamens mucilagineux, tels que les jujubes, dattes, raisins de panse, sucre d'orge, reglisse, mauve, guimauve, &c. qui produisent ces bons effets.

69. Si on connoissoit mieux que nous ne faisons, ces analogies entre les différentes parties, leurs humeurs & leurs remédes, on en seroit, ce me semble, conduit avec plus de sûreté dans la pratique de la Médecine ; mais on ne fait pas assez d'expériences, & on se livre trop aux préjugés récens. Le ridicule qu'on a voulu jetter sur nos anciens Maîtres au sujet des vertus spécifiques des Médicamens, qu'on regardoit comme des qualités occultes, nous éloigne beaucoup de la theorie qui nous conduiroit à les admettre ; cependant on entrevoit à travers les ténébres, dont cette matiere est encore enveloppée, que ces Anciens, avec le seul bon sens & sans grande theorie, avoient observé que certains Médicamens portoient plus à la tête, comme les cephaliques, narcotiques ; d'autres aux poumons & à la vessie, comme les incrassans, les béchiques ; quelques-uns à la rate & au foye, comme les spléniques & les hépatiques ; qu'il y en avoit de purgatifs & d'émétiques ; & que parmi les purgatifs, quelques-autres entrainoient la serosité plus abondamment que d'autres, & quelques-uns la bile ; qu'en un mot, ils affectent certaines parties préférablement à d'autres.

N'est-ce pas par la même raison, que certains venins portent leur impression sur des parties déterminées ? La morsure du serpent à sonnette cause la peripneumonie, au rapport de *Catesby*, & le *seneka* qui guérit cette peripneumonie, guérit les autres, selon les observations de Mr. *Tenent* réiterées en partie à Paris. Le venin de la vipere cause la jaunisse, le venin des cantharides excite l'ardeur d'urine & le priapisme. On pourroit en citer beaucoup d'autres tirés de la classe des Animaux. Le venin de la galle ne se sépare que dans les glandes des mains & du reste de la peau; celui de la rage affecte les glandes mucilagineuses du gosier; celui de la verolle invéterée porte aussi son impression sur le voile du palais, les cartilages du nez, & tout récent il affecte les glandes de l'urethre, des aines; celui du scorbut s'attache aux gencives; celui des écrouelles aux glandes du col & du mésentere, que j'ai trouvés de même gravité spécifique, si on en excepte la glande thyroide, qui est le principal siége du gouetre. Or nous avons vû que les venins ne different pas des Médicamens dans leur maniere d'agir; ainsi, puisqu'ils affectent certaines parties déterminées, les Médicamens qui, donnés mal à propos, sont de venins, doivent les affecter aussi.

70. Les vertus physiques & méchaniques des Médicamens concourent à ce que leurs effets soient plus sensibles sur certaines parties que sur d'autres. L'exemple rendra cette proposition sensible. Le vif-argent s'allie, comme on sçait, plus aisément avec la salive qu'avec d'autres liqueurs; c'est avec cette humeur, faute de therebentine, qu'on l'éteint quelquefois à force de le triturer dans le mortier; on le divise en si petites molécules, que la loupe ne peut les distinguer, quand par l'intermède de la salive on l'a allié avec trois fois son poids de graisse, alors chaque molécule de ce mêlange fait un tout d'une gravité spécifique moindre que notre peau, & qui y adhére (38 not.) qui s'insinue même sans la pression extérieure des mains dans le sang, & se distribue par la circulation dans toutes les parties; mais

mais il eſt bien certain que les molécules lancées par le cœur avec la même vîteſſe que le reſte du ſang, doivent méchaniquement faire dans les gros vaiſſeaux, des effets qu'elles ne peuvent faire quand elles ont perdu leur mouvement, c'eſt-à-dire, dans les petits, & que dans ceux-ci elles doivent ne pas s'allier indiſtinctement à toutes ſortes de liqueurs avec la même facilité, & qui s'étant dépouillées par la chaleur des envelopes graiſſeuſes qui les retenoient, elles peuvent de nouveau trouver dans les ſeules glandes ſalivaires un menſtrue propre à les éteindre, ou à les faire agir par leurs vertus phyſiques; auſſi n'eſt-ce guéres que dans ces lieux, que le vif-argent produit ſes effets ſenſibles, & excite une ſalivation fétide, rongeant les extrêmités des vaiſſeaux, & dépurant par ce canal la maſſe du ſang. Voilà donc que le même Médicament excite méchaniquement de grandes chaleurs dans les gros vaiſſeaux, & diſſout dans les glandes ſalivaires les liqueurs par ſes vertus phyſiques.

71. Des terres abſorbantes, terreuſes ou cretacées étant avalées, ne trouvant des acides que dans l'eſtomach, & n'excitant d'effervescence qu'avec les acides, pourront agir ſeulement dans l'eſtomach, & changer ces aigres en des ſels neutres, ou en une maſſe qui au point de ſaturation (*d*) eſt inſipide; c'eſt ainſi que du ſuc de limon dont on a ſoulé des coques d'œufs, forme une pâte inſipide: Or comme ces Corps terreux abſor-

(d) Quand un diſſolvant eſt chargé d'autant d'un ſel ou autre Médicament, qu'il peut en porter en diſſolution, on dit qu'il en eſt ſoulé. Si on en ajoûte davantage, ce ſurplus ſe précipite, ou s'allie dans le Corps avec d'autres diſſolvans; ce qui peut produire de nouveaux effets en différentes parties; effets qui n'auroient point eu lieu, ſi la doſe du Médicament n'eût point paſſé au-delà de la ſaturation. La plûpart des phénomênes chimiques dépendent de ce principe; chaque ſel ſe diſſout dans une quantité déterminée d'eau: Si on met plus de ſel, il ſe précipite, la lymphe ſe diſſout d'un dixiéme par une doſe déterminée d'Opium, paſſé laquelle il n'y a pas de diſſolution, & il ſurvient d'autres phénomênes; ainſi le même Médicament, à raiſon de ſa doſe en deçà ou en delà du point de ſaturation de nos humeurs, peut affecter différentes parties: Le Laudanum à baſſe doſe calme, à plus haute fait dormir, à plus haute encore jette dans la lipothymie, les ſueurs froides, &c. Il en eſt de même des autres Médicamens.

bent dans leur tissu les acides sans se dissoudre pour cela entiérement, (ainsi qu'un Corps dense & froid se charge des parties ignées d'un Corps chaud qu'il touche, sans se dissoudre) & comme l'Or peut s'amalgamer avec du vif-argent sans devenir coulant) ces mêmes terres absorbantes ne peuvent, à cause de leur grossiereté, passer à travers les veines lactées, ni par conséquent agir dans le sang : Et voilà encore comment les proprietés mixtes des Médicamens font qu'ils agissent sur certaines parties plutôt que sur d'autres du Corps humain.

72. On pourroit faire des volumes sur cette matiere,& expliquer pourquoi certains Médicamens agissent,les uns sur le bout de la langue, comme le sel marin ; les autres portent leur saveur du bout de la langue jusques sur le milieu, comme le gentiana ; d'autres affectent principalement la base, comme le concombre sauvage ; il en est qui répandent leur saveur jusques dans le fonds de lezophage, comme l'absinthe ; & d'autres affectent fortement les arriére-narines, comme la moutarde, tandis qu'il en est qui ne faisant que peu ou point d'impression sur ces parties, ne laissent pas d'agir fortement sur les boyaux, comme la gomme gutte & le jalap, &c. Ne paroît-il pas vraisemblable d'après ce que nous avons dit, que chacune de ces parties a des glandes différentes, & qui séparent différentes liqueurs, dont les unes sont propres à dissoudre les parties actives de certains Médicamens, & non les autres ? Les Anatomistes n'ont-ils pas observé, même sur la langue, des corpuscules de différentes figures, en filets, en champignons, en boutons, que certains Modernes regardent comme des corps glanduleux, quoique d'autres les ayent pris pour des papilles nerveuses.

L'expérience d'ailleurs nous fait voir que les molécules des sels n'excitent de saveur, qu'autant qu'elles sont dissoutes ; un morceau de sel pourra bien par sa force méchanique, c'est-à-dire, à raison de sa figure tranchante, servir à taillader la langue sur laquelle on le pressera, mais jamais sa vertu propre, sa saveur ne se fera ſentir ſi la langue eſt ſéche, comme dans la fiévre maligne, ou ſi elle eſt enduite d'une mucoſité qui ne puiſſe diſſoudre le ſel, ou s'en laiſſer pénétrer; de même que le vif-argent ne pourra adhé-ter à l'Or s'il eſt verniſſé, ni l'eau au fer s'il eſt ſali de graiſſe.

73. Il reſteroit à expliquer comment agiſſent les adſtringens; mais les expériences que fit Mr. Petit, Mém. de l'Acad. des Scien. 1732. nous en fourniſſent la matiére. Une once de chair couverte chaque jour de nouveau ſel, comme d'alum, de vitriol, &c. diminue de poids le premier jour, parce que le ſel n'étant pas encore diſſous pour s'inſinuer dans les vaiſſeaux, ne peut qu'attirer au dehors les liqueurs lymphatiques de cette chair, & cela durant le premier jour, & ainſi la chair diminue de poids; mais le lendemain la diſſolution des ſels continuant par les liqueurs que la chair a fournies, ces ſels ſont aſſez diviſez pour s'inſinuer avec leurs diſſolvans dans ces mêmes vaiſſeaux; & ils doivent le faire, parce qu'étant coulans & d'une gravité ſpécifique plus aprochante de celle des chairs, & y trouvant des tuyaux capillaires, l'adhéſion doit être plus forte que ne l'étoit celle de la lymphe à leurs propres vaiſſeaux, & ainſi ils s'inſinuent dans les chairs, ils en augmentent dans trois jours le poids de trois ou quatre gros, & en les condenſant ils en préviennent la putrefaction. On voit par cet exemple, & par ceux que nous avons raportés ci-deſſus, que les parties dont les fluides n'auront pas les proprietés de diſſoudre les ſels, ni la denſité convenable pour les retenir, ne préſenteront pas les mêmes phénomênes; d'où il s'en ſuit encore que des Médicamens peuvent agir ſur certaines parties plûtôt que ſur d'autres.

73. Quant aux ſtimulans & irritans, les plus cauſtiques, comme la chaux, la pierre à cautère, l'eſprit de nitre fumant, &c. ils ſont remplis de particules de feu & d'un ſel alkali, que l'humidité des chairs diſſout, & porte à une violente efferveſcence, comme l'humidité de l'air diſſout le phoſphore d'urine & le fait bruler: or il eſt bien évident que ſi on les applique ſur des parties ſéches,

ou qui ne transpirent pas du tout, rien ne pourra les dissoudre ni les faire agir ; mais appliquées sur des parties humides & vivantes, ces molécules adhérant avec impétuosité aux fibres les plus fines, s'insinuant dans leurs pores, pourront les séparer, les déchirer ; peut-être agissent-elles aussi par la force du coin, si elles sont roides & pointues, comme on supose communément que le sont toutes les molécules des Médicamens irritans : Mais je crois qu'on abuse de cette suposition, & que si on ne raisonnoit que sur ce principe, il s'en suivroit que les molécules de sels qui ont le plus d'acreté, comme celles de sel marin ou vitriol, devroient avoir des angles aigus, au lieu qu'elles sont presque cubiques, & que celles qui sont hérissées de pointes, ou faites en mollettes d'éperon, comme le sel d'étain, doivent être fort acres, ce qui est démenti par l'expérience. (*e*)

74. Si l'adhésion, ou, ce qui revient au même, la loi générale, selon laquelle les Corps dans le contact tendent les uns vers les autres, donne la raison de la plûpart des phénomênes de l'œconomie animale, & sur tout de l'action propre des Médicamens, sommes-nous en droit de mépriser les anciens Maîtres Hypocrate & Galien, de ce qu'ils expliquoient ces phénomênes par l'attraction ? & s'ils ont abusé de ce principe d'expérience, en lui attribuant des effets qui n'en dépendent pas, ne peut-on pas dire que bien des Modernes (†) abusent encore plus des principes de mécanique, en les appliquant mal-à-propos, ou s'en forgeant de contraires à la raison ? Il ne resteroit qu'à réduire l'adhésion aux vrais principes méchaniques, comme Mrs. *Bernouly*, *l'Abbé de Moliere* ont tenté de le faire ; en attendant on peut le prendre pour principe d'expérience.

(e) Les fluides les plus doux dissolvent, rongent sans ces pointes dures les Corps les plus durs ; ainsi l'eau rouille le fer, l'huile d'œufs dissout le souphre vif qui résiste à l'esprit de nitre, l'huile de cire dissout l'écorce rouge du corail, &c.

(†) *Suprà.* 29. not.

Multa renascentur quæ jam cecidère. Horat.

PRIVILÉGE DU ROY.

LOUIS, par la grace de Dieu, Roy de France & de Navarre : A nos amés & féaux Conseillers les Gens tenans nos Cours de Parlement, Maîtres des Requêtes ordinaire de notre Hôtel, Baillifs, Sénéchaux, Juges, leurs Lieutenans, & à tous autres nos Officiers & Justiciers à qui il appartiendra, SALUT. Nous accordâmes au mois de May mil sept cens trente huit à l'Académie des Belles Lettres, des Sciences & des Arts établie en la Ville de Bordeaux, le Privilége & la Permission de faire imprimer les Remarques & Observations journaliéres, & les Rélations annuelles de ce qui auroit été fait dans les Assemblées de ladite Académie, & généralement tout ce qu'Elle voudroit faire paroître en son nom : Mais le tems des douze années pour lesquelles le Privilége a été accordé, se trouvant expiré, Nous voulons renouveller la Permission portée par lesdites Lettres du mois de May mil sept cens trente huit, & conserver au Public l'avantage & l'utilité qu'il retire des differens Ouvrages, qui sont le fruit du travail des Reflexions & des Recherches des Membres d'une Académie, qui répond avec le plus grand succès aux vœux & aux desseins de feu Roy notre Bisayeul, dans l'Etablissement qu'il en ordonna par ses Lettres du mois de Septembre mil sept cens douze. A CES CAUSES, Nous avons Permis & Accordé, Permettons & Accordons par ces Présentes à ladite Académie de faire imprimer, vendre & débiter en tous Lieux de notre Royaume, par tel Libraire qu'Elle jugera à propos de choisir, en telle forme, marge & caractère, & autant de fois que bon lui semblera, *les Remarques & Observations journaliéres, & les Rélations annuelles de ce qui aura été fait dans les Assemblées de ladite Académie, & généralement tout ce qu'Elle voudra faire paroître en son nom*, pendant le tems & espace de douze années consécutives, à compter du jour & date des Présentes. Faisons défenses à toutes sortes de Personnes, de quelque qualité & condition qu'elles soient, d'en introduire d'impression étrangere dans aucun lieu de notre Obéïssance; comme aussi à tous Libraires, Imprimeurs, & autres que celui que ladite Académie aura choisi, d'imprimer ou faire imprimer, vendre, faire vendre, debiter, ni contrefaire les différens Ouvrages, tant en Vers qu'en Prose, composés par ladite Académie des Belles Lettres, Sciences & Arts de notredite Ville de Bordeaux, en tout ni en partie, ni d'en faire aucun Extrait, sous quelque prétexte d'augmentation, correction, changement de Titre, même en feuilles separées, ou autrement, sans la permission expresse & par écrit de ladite Académie, ou de ceux qui auront droit d'Elle, à peine de confiscation des Exemplaires & Piéces contrefaites, & de *six mille livres d'amende* contre chacun des Contrevenans, dont un tiers à Nous, un tiers à l'Hôtel Dieu du lieu, & l'autre tiers à ladite Académie; à la charge que ces Présentes seront enregistrées tout au long sur le

Regiſtre de la Communauté des Imprimeurs & Libraires de Paris, dans trois mois de la date d'icelles; que l'impreſſion deſdits Ouvrages ſera faite dans notre Royaume, & non ailleurs; que ladite Académie de la Ville de Bordeaux ſe conformera en tout aux Réglemens de la Librairie, & notamment à celui du 10. Avril 1725. & qu'avant de les expoſer en vente, les Manuſcrits ou Imprimés qui auront ſervi de copie à l'impreſſion deſdits Ouvrages, ſeront remis dans le même état, avec les Approbations & Certificats qui en auront été donnés par ladite Académie, ès mains de notre très-cher & féal Chevalier, Chancelier de France, le Sieur de Lamoignon, & qu'il en ſera enſuite mis deux Exemplaires en notre Bibliotéque publique; un en celle de notre Château du Louvre, un en celle de notre très-cher & féal Chevalier, Chancelier de France, le Sieur de Lamoignon, & un en celle de notre très-cher & féal Chevalier, Garde des Sceaux de France, le Sieur de Machault, Commandeur de nos Ordres, le tout à peine de nullité des préſentes; du contenu deſquelles, vous mandons & enjoignons de faire joüir ladite Académie de notredite Ville de Bordeaux, ou ceux qui auront droit d'Elle, & ſes ayans cauſe, pleinement & paiſiblement, ſans ſouffrir qu'il leur ſoit fait aucun trouble & empêchement. Voulons que la copie deſdites Préſentes qui ſera imprimée tout au long au commencement ou à la fin deſdits Ouvrages, ſoit tenue pour dûement ſignifiée, & qu'aux copies collationnées par l'un de nos amés & féaux Conſeillers-Secrétaires, foi ſoit ajoutée comme à l'Original. Commandons au premier notre Huiſſier ou Sergent, de faire pour l'exécution d'icelles, tous Actes requis & néceſſaires, ſans demander autre permiſſion, & ce nonobſtant Clameur de Haro, Chartre Normande, & Lettres à ce contraires: CAR TEL EST NOTRE PLAISIR. Donné à Verſailles le trente-uniéme jour de Janvier, l'an de grace mil ſept cens cinquante-deux, & de notre Regne le trente-ſeptieme. Par le Roy en ſon Conſeil, SAINSON.

Regiſtré ſur le Regiſtre douze de la Chambre Sindicale des Libraires & Imprimeurs de Paris, N°. 705. fol. 565. conformément au Réglement de 1723. qui fait défenſes, Article IV. à toutes perſonnes, de quelque qualité qu'elles ſoient, autres que les Libraires ou Imprimeurs, de vendre, débiter, & faire afficher aucuns Livres pour les vendre en leurs noms, ſoit qu'ils s'en diſent les Auteurs, ou autrement, & à la charge de fournir à la ſuſdite Chambre neuf Exemplaires de chacun, preſcrits par l'Art. CVIII. du même Réglement. A Paris le 4. Février 1752. Signé, *COIGNARD, Sindic.*

L'Académie des Belles Lettres, Sciences & Arts a cedé à la Demoiſelle Veuve de PIERRE BRUN le Privilége pour l'impreſſion des Diſſertations qui ont remporté ou remporteront le Prix de Phyſique fondé par Monſieur LE DUC DE LA FORCE, ſe réſervant de faire imprimer par tel autre Imprimeur qu'Elle jugera à propos, tous les autres Ouvrages qu'Elle voudra faire paroître. En foi de quoi j'ai délivré le préſent Certificat. A Bordeaux, le 23. Mars 1752. *Signé*, SECONDAT, Secrétaire perpétuel.

www.ingramcontent.com/pod-product-compliance
Lightning Source LLC
LaVergne TN
LVHW050455160826
845677LV00003B/791

* 9 7 8 2 3 2 9 6 6 9 3 1 1 *